AF309551

Dr Jean BARGETON

Médecin Stagiaire au Val-de-Grâce.

Un Cas

de Botryomycose

de la Cornée

LYON. — IMP. A. REY

UN CAS

DE BOTRYOMYCOSE

DE LA CORNÉE

UN CAS

DE BOTRYOMYCOSE

DE LA CORNÉE

PAR

Le Dr Jean BARGETON

Médecin stagiaire au Val-de-Grâce.

———◆———

LYON

A. REY & Cie, IMPRIMEURS-ÉDITEURS DE L'UNIVERSITÉ

4, RUE GENTIL, 4

—

1905

A la douloureuse Mémoire

DE MON PÈRE

A MA MÈRE

*Témoignage de ma profonde affection
et de ma reconnaissance infinie.*

A MA SŒUR

Témoignage d'affectueux attachement.

AUX MIENS ET A MES AMIS

J. B.

1

A Monsieur le Docteur Louis DOR

Chef du Laboratoire de M. le Professeur Poncet.

A mon Président de Thèse

Monsieur le Professeur PONCET

Professeur de Clinique chirurgicale,
Membre Correspondant de l'Académie de Médecine,
Officier de la Légion d'honneur.

Au commencement de ce travail, nous tenons à remercier vivement M. le Dr Louis Dor ; c'est à lui que nous devons la première idée de ce sujet, il n'a cessé de nous prodiguer ses conseils les plus bienveillants ; qu'il reçoive aujourd'hui l'expression de notre reconnaissance.

M. le Professeur Poncet nous fait le grand honneur de présider notre thèse, nous lui en sommes profondément reconnaissant.

J. B.

INTRODUCTION

Nous avons observé, à la clinique privée de M. le Dr Louis Dor et sous sa direction une curieuse lésion inflammatoire de la cornée, lésion qui, par ses caractères cliniques surtout, son aspect, son évolution, et aussi par ses caractères anatomo-pathologiques, évoquait dans l'esprit l'idée de la botryomycose, telle qu'on l'a rencontrée sous forme de petites tumeurs occupant de préférence les régions découvertes, la face, les mains, etc...

Il nous a paru intéressant d'étudier avec grand soin ce cas pathologique unique et d'en faire le sujet de notre thèse.

On verra par la suite que cette affection de la cornée ne rentre dans aucune description classique des maladies de cette membrane et, par cela même, elle mérite bien une place à part.

Dans un premier chapitre, nous donnons notre observation complète avec tous les détails que comportent les examens cliniques et anatomo-pathologiques.

Dans un deuxième chapitre, nous mettons en parallèle les diverses lésions de la cornée ayant quelque analogie avec celle dont nous nous occupons, nous plaçant sur le terrain du diagnostic différentiel.

Un troisième chapitre est consacré à une étude succincte de la botryomycose, telle qu'elle se présente en général dans les autres régions, et à l'identité de l'observation de M. le Dr Dor avec ces dernières.

Enfin, nous indiquons ce qui paraît être le pronostic et le traitement, trouvant encore ici dans ces derniers un argument de plus en faveur des idées que nous défendons sur la botryomycose de la cornée.

UN CAS

DE

BOTRYOMYCOSE

DE LA CORNÉE

CHAPITRE PREMIER

OBSERVATION

Au mois de juin 1904, M. le Dr Dor eut l'obligeance de nous permettre d'examiner un malade, dont voici l'observation :

C..., âgé de vingt-huit ans, entre à la clinique privée de M. le Dr L. Dor, le 25 mai 1904. Il est envoyé par une Société d'assurances, l'affection dont il est porteur étant une suite d'un accident du travail.

Antécédents héréditaires. — Père et mère bien portants. Une sœur morte en bas âge d'affection inconnue, une autre morte à trois ans de fluxion de poitrine. Sa femme est bien portante. Il a un enfant de huit mois bien portant et en a perdu un qui était né à sept mois.

Antécédents personnels. — A eu une fluxion de poitrine à l'âge de cinq ans. A toujours eu les yeux sensibles.

Histoire de la maladie. — Le 10 mars 1904, le malade qui est ferblantier de son état, reçut un coup d'un pinceau en fer blanc dont on se sert pour passer de l'acide. La forme générale du pinceau est arrondie, mais, dans celui qui occasionna le traumatisme, une des lamelles s'était écartée de l'autre, formant ainsi un bord tranchant. Le coup lui parut avoir porté sur la paupière fermée de l'œil droit mais, cependant, il éprouva d'emblée une douleur semblable à celle que l'on éprouve dans les lésions cornéennes ; il présenta de la photophobie et du blépharospasme et son œil pleurait beaucoup lorsqu'il cherchait à ouvrir ses paupières.

Il n'eut pas de sécrétion purulente, mais, cependant, les paupières étaient légèrement collées le matin. Il semble bien évident que le traumatisme a porté sur la cornée elle-même. Deux jours après cet accident, le malade vit un médecin qui lui prescrivit des lavages à l'eau boriquée, des bains de pieds à la moutarde et une purgation. Au bout de trois semaines de ce traitement, comme il n'avait aucune amélioration et que l'œil devenait de plus en plus rouge, il alla consulter le Dr Roux, à Valence. Ce dernier lui prescrivit un collyre à la dionine et une pommade à l'oxyde jaune d'hydrargire. Nous ne savons pas quel diagnostic porta le Dr Roure, ni quel était, à ce moment, l'état du malade, mais le fait seul d'avoir conseillé de la dionine et de l'oxyde jaune montre bien qu'il existait déjà certainement une affection cornéenne. Le traitement conseillé à Valence fut suivi pendant tout le mois d'avril et ne fut interrompu, le 1er mai, que parce qu'il était évident que le mal allait en s'accentuant au lieu de diminuer. En effet, la cornée commença à se troubler sur une grande étendue et le malade, qui s'examinait dans une glace, vit se former comme une pellicule située au beau milieu de la cornée et sans continuité avec la conjonctive. Cette pellicule prit une extension inquiétante, menaçant la totalité de la cornée et en même temps, elle se transformait en un tissu épais, saillant au-dessus du niveau de la cornée, comme une tumeur. Ce n'est que le 24 mai que le malade obtint de la Compagnie d'assurances d'être envoyé à Lyon et adressé au Dr L. Dor.

La première idée qui vint à l'esprit de M. Dor fut qu'il

s'agissait d'un pannus de la cornée, c'est-à-dire d'une de
ces productions exubérantes qui envahissent le parenchyme
cornéen, après une longue période de kératite vasculaire se-
condaire à des conjonctivites chroniques granuleuses ou pu-
rulentes. Mais, à un examen plus attentif, il constata qu'il
s'agissait d'un bourgeon charnu pédiculisé et rose rougeâtre,
peu mamelonné, mesurant 14 millimètres dans le sens ver-
tical et 12 millimètres dans le sens liorizontal, alors que le
pédicule par lequel ce bourgeon était fixé à la cornée n'avait
que 9 à 10 millimètres de diamètre. Il existait, par conséquent, un rebord au-dessous duquel on pouvait glisser un
stylet (voir fig. 3). En un seul point, la néoplasie n'était pas
surélevée sur un pédicule et se continuait graduellement avec
le tissu normal de la cornée. C'est dans l'angle inférieur et
externe. Là il existait une largeur de cornée saine de 1 mm. 5
en allant de la tumeur à la sclérotique, et cette zone de tissu
sain s'étendait sur une longueur de 7 à 8 millimètres. En haut
et en bas de cette languette de cornée saine, la tumeur s'a-
vançait et manifestait une tendance envahissante sous l'aspect
de deux cornes marchant à la rencontre l'une de l'autre. Tout
autour de la production partaient et arrivaient en rayonnant
de nombreux vaisseaux qui sillonnaient la conjonctive bulbaire.

La figure 3 représente une coupe transversale antéro-postérieure de la partie antérieure de l'œil et l'on voit nettement
que la néoformation était pédiculée et qu'il existait, en somme,
sur la cornée, un véritable champignon à pédicule large et
court surmonté d'un chapeau mince et régulièrement circu-
laire.

La conjonctive, retournée et examinée attentivement, ne
présentait pas de granulations et à peine un peu d'inflammation. La lésion est absolument localisée à la cornée et il
est certain que le diagnostice de pannus simple de la cornée
doit être écarté, vu la rapidité de l'évolution et vu l'absence
de symptômes concomitants du côté de la conjonctive, l'absence de conjonctivite granuleuse ou purulente. Il s'agit

cliniquement, soit d'une tumeur de la cornée, soit d'une lésion exceptionnelle et mal décrite. Avant toute intervention thérapeutique, M. L. Dor prélève, au moyen de ciseaux courbes, un fragment de la tumeur, pour être examiné au microscope, et il excise avec intention une partie du bord libre, enfonçant les ciseaux courbes jusqu'au contact du pédicule et coupant un fragment de quelques millimètres de long et de 2 ou 3 millimètres de large *(aa'*, fig. 3).

C'est ce fragment qui durci à l'alcool, inclus dans la paraffine et coupé au microtome, a été coloré à l'hématoxyline et dessiné dans la figure 4.

On reconnaît tout d'abord l'épithélium antérieur avec ses différentes couches, assez confuses ; toutefois, les cellules superficielles aplaties, les cellules moyennes polyédriques et les cellules profondes cylindriques à grand axe perpendiculaire à la surface de la cornée. Cet épithélium est un peu altéré par l'inflammation, mais il existe partout absolument intact et recouvre complètement la néoproduction. En allant vers la profondeur, nous trouvons le tissu propre de la cornée qui mérite de nous arrêter un instant, car c'est sur lui que portent toutes les modifications occasionnées par la néoproduction. Ce tissu propre, en effet, dans lequel on ne constate à l'état normal aucun vaisseau, n'existe pour ainsi dire pas ici ; il est entièrement remplacé par un tissu de granulation, uniquement constitué par des vaisseaux et des cellules jeunes ; ces vaisseaux, assez volumineux et nombreux, sont à peu près tous de même diamètre et sont assez rapprochés les uns des autres ; ce sont des vaisseaux de nouvelle formation, comme on les trouve en général dans les productions à organisation et évolution rapides, c'est-à-dire absolument semblables à des capillaires, qui seraient de gros diamètre, et n'ayant, comme eux, qu'une paroi endothéliale, très visible au microscope (fig. 4) ; c'est, du reste, cette intense vascularisation qui donne à la néoproduction son aspect macroscopique rose rougeâtre ; dans tous les intervalles laissés libres par les vaisseaux, mais surtout à l'entour de ceux-ci, sont les cellules granuleuses spéciales sur lesquelles nous reviendrons plus loin, cellules jeunes infiltrées, pressées les unes contre les autres et constituant avec les vaisseaux, dont elles viennent probablement, ce tissu spécial de granulation dont est faite notre néoproduction.

Enfin, toujours en allant vers la profondeur, nous retrouvons la couche épithéliale, qui a contourné le bord libre de la néoformation.

Comme nous le montrent la figure 3 schématique, et la figure 4, cette néoproduction, constituée par un tissu de granulation, n'est pas située en avant de l'épithélium antérieur, mais bien incluse entre ce dernier et l'épithélium postérieur ; elle est dans l'épaisseur même du tissu propre de la cornée, recouverte de tous côtés par un épithélium normal.

Le malade resta à la clinique privée de M. le Dr Dor jusqu'à la fin de juin c'est-à-dire environ un mois ; pendant ce temps, comme nous le verrons au chapitre *Traitement*, on traita la néoproduction par des injections interstitielles de bleu de méthylène, qui la firent complètement rétrocéder.

CHAPITRE II

DIAGNOSTIC DIFFÉRENTIEL

En présence de l'évolution clinique de cette néoproduction et de son aspect microscopique, nous pouvons .
songer à plusieurs affections de la cornée ; tout d'abord a
une tumeur de la cornée, à évolution rapide ; ou bien à
une tuberculose de la cornée, ou à un pannus de la cornée, ou enfin à un botryomycome de cette membrane.

Pour nous permettre d'écarter les diagnostics de tuberculose de la cornée et de sarcome de la cornée, la présence de ces cellules jeunes, qui remplissent les intervalles entre les vaisseaux et qui constituent en somme la
partie essentielle de la néoformation, a été d'un certain
secours, et il est utile d'y revenir ici. Quelles sont en effet
ces cellules ? S'agit-il de cellules embryonnaires sarcomateuses, de cellules tuberculeuses, ou bien de cellules
leucocytaires émanées des vaisseaux ? C'est l'examen
microchimique qui va nous répondre : les coupes colo-
rées au bleu de méthylène éosiné montrent, en effet,
que ces cellules se colorent entièrement en bleu, noyau
et protoplasma, alors que les cellules des tissus tuberculeux ne présentent pas cette réaction, puisque leur
protoplasma alcalin se colore en rose par l'éosine, le

noyau étant seul légèrement acide, et se colorant seul
par le bleu, en raison de l'alcalinité de ce dernier. Ici,
tout est bleu, donc toute la cellule est acide et ce caractère ne se rencontre ni dans les processus tuberculeux,
ni dans les processus de supuration chronique. D'ailleurs
les leucocytes ont des noyaux bougeonnants que nous ne
rencontrons nulle part dans notre coupe ; les cellules
sont granuleuses et leur noyau est bien arrondi et on
conclut en somme qu'il s'agit, à n'en pas douter, de lymphocytes, ayant le caractère de cellules dites de Unna
et dont la prolifération est connue dans les processus
inflammatoires des membranes dermiques.

Ces cellules toutes particulières excluent donc l'idée
de tuberculose, déjà écartée du reste, parce que l'inocu-
lation d'une parcelle de la néoformation, faite au cobaye
par M. Dor, n'a rien donné.

Quant à l'idée de sarcome, ou plutôt de tumeur à
forme sarcomateuse, à laquelle nous aurions pu nous
arrêter un instant en ne considérant que l'évolution rapide de cette néoproduction, elle est aussi écartée par le
nombre trop restreint de cellules embryonnaires et par
le fait que les cellules rondes sont accumulées dans un
tissu, mais ne constituent pas ce tissu à elles seules, et
que les vaisseaux néoformés ont des parois propres qui
ne sont pas constituées par des cellules embryonnaires.
L'idée d'un papillome ou d'une tumeur épithéliale ne
pouvait pas être émise et ne nous arrête pas un instant,
car il s'agissait d'un tissu éminemment valculaire et non
d'une production kératinisée. De plus, le traitement lui-
même, comme nous le verrons plus loin, a confirmé ce
non-diagnostic de sarcome, puisque la néoproduction

qui nous intéresse a complètement rétrocédé par de sim-
ples injections interstitielles de bleu de méthylène, et non
par une ablation, alors qu'un sarcome, production
essentiellement maligne, aurait continué à croître mal-
gré des injections interstitielles de bleu de méthylène.

Excluant l'idée de sarcome et l'idée de tuberculose,
il n'y a au point de vue histologique que deux hypothèses
soutenables, il s'agit soit d'un pannus de la cornée, soit
d'un processus botryomycosique.

Le pannus, consécutif à la kératite vasculaire, appelée
encore kératite granuleuse à cause de son étiologie, est
caractérisé par une infiltration des couches superficielles de la cornée ; à l'état aigu, la cornée prend une
coloration gris clair avec une nuance rougeâtre en rap-
port avec le nombre des vaisseaux qui s'y développent ;
quand le pannus devient chronique, il peut présenter
deux formes d'un aspect différent, dont la seconde nous
intéresse surtout ici: l'une *(pannus tenuis)*, est constituée
par une couche opaque et vasculaire assez mince pour
permettre de distinguer sans peine le contour de la cornée et celui de la pupille ; l'autre *(pannus crassus, sar-
comatosus)* est formé d'une couche opaque plus ou
moins vasculaire, bien plus épaisse que la précédente,
et semblable à une membrane fongueuse. Le pannus,
dans ce cas, d'abord partiel et superficiel, a envahi les
couches profondes et s'est étendu sur toute la cornée qui
est devenue de plus en plus opaque ; l'épithélium s'est
hypertrophié, les vaisseaux sont devenus plus volumineux et plus sinueux, et la cornée est rendue absolument
méconnaissable par cette néoplasie envahissante, qui
macroscopiquement fait paraître cette membrane comme

recouverte de bourgeons charnus, soulevés et si bien dé-
limités que l'on a souvent sous les yeux un aspect semblable à celui du cas qui nous intéresse.

Mais le pannus n'est jamais pédiculisé et, d'ailleurs, la
raison principale pour laquelle nous avons écarté cette
hypothèse de pannus de la cornée, c'est que nous avons
trouvé les conjonctives de notre malade absolument sai-
nes, il n'a jamais eu de conjonctivite granuleuse, ce qui
est important puisque la conjonctivite granuleuse est
toujours la cause du pannus cornéen. Ce diagnostic,
écarté déjà par la clinique, l'a surtout été pour une raison
anatomo-pathologique. En nous reportant, en effet, au
travail de Raehlmann *(Arch. fur. Opht.,* vol. XXXIII),
qui a particulièrement bien étudié le pannus de la cornée
au point de vue anatomo-pathologique, nous voyons que
le pannus est caractérisé par le développement dans un
tissu réticulaire de nombreux petits foyers, qui constituent de véritables follicules, qui ne se distinguent en rien
des follicules que l'on rencontre dans la conjonctivite
trachomateuse ; ils sont, comme ces derniers, constitués
par des amas de cellules jeunes, arrondies, granuleuses,
foncées, renfermant quelquefois un ou plusieurs nu-
cléoles : mais ces amas sont très denses, ils renferment
à leur intérieur quelques vaisseaux de nouvelle formation, à paroi embryonnaire, ils forment des granulations
proéminentes, recouvertes par l'épithélium antérieur de la
cornée et la membrane de Bowmann ; dans les intervalles que présentent ces follicules, on voit aussi un tissu
de néoformation, avec vaisseaux embryonnaires et infiltration de cellules jeunes. Mais ici ces cellules embryonnaires sont répandues uniformément, elles ne forment

pas d'amas et permettent ainsi aux granulations de tran-
cher sur le reste de la préparation par l'abondance de
cellules jeunes localisées en un point bien limité. En
somme le pannus de la cornée a un aspect bien particulier : en certains points, amas de cellules jeunes formant
des granulations ; entre ces granulations, vaisseaux embryonnaires et mêmes cellules jeunes, mais moins ser-
rées, et répandues uniformément.

Le tissu de la néoproduction que nous avons observée
est bien lui aussi formé par des vaisseaux à paroi embryonnaire et des cellules jeunes infiltrées, mais cette
infiltration est uniformément répandue, les cellules sont
à égale distance les unes des autres, et en aucun point
elles ne forment ces amas denses qui caractérisent les
follicules que l'on rencontre dans la conjonctivite trachomateuse. D'ailleurs, dans le pannus, l'épithélium cornéen desquame et, dans notre cas, cet épithélium existait
très nettement.

L'examen histologique concordait donc dans notre cas
avec l'observation clinique pour nous permettre d'ex-
clure l'idée d'un pannus de la cornée ; il ne restait plus
alors à penser qu'à la possibilité d'une affection tout
à fait rare jusqu'à ce jour ou du moins non décrite sous
ce nom, à un cas de botryomycose de la cornée. Nous savons ce que nous répondront les partisans de la non-iden-
tité de la botryomycose; ils nous diront: ce n'est pas à un
cas de botryomycose, mais bien à un simple bourgeon
charnu que vous avez eu affaire. Nous dirons d'abord
que, cliniquement, la botryomycose apparaît toujours
primitivement, tandis que le bourgeon charnu apparaît
comme une production exubérante, toujours faisant

suite à un processus de cicatrisation, à une réunion par
seconde intention, à une plaie qui s'était mal fermée, qui
avait suppuré. Du reste, pour nous, la botryomycose
constitue bien une identité pathologique ; c'est une affection d'origine microbienne, qui consiste essentiellement
en la production de néoproductions, ou botryomycoses;
ces botryomycomes sont bien, au point de vue histologique, de composition très voisine de celle des bourgeons charnus au début de leur évolution, et ce n'est que
par leur développement ultérieur, et lorsqu'apparaissent
les grains botryomycosiques, que ces tumeurs acquiè-
rent des caractères absolument spéciaux. Ces grains, en
botryomyces de Bollinger, considérés au début par les
uns comme une métamorphose du botryocoque au sein
des tissus, sont, en général, actuellement considérés, en
particulier par MM. Poncet et Dor, comme une dégénérescence spéciale frappant certaines cellules de l'orga-
nisme envahi ; naissant séparément chacun dans une cellule spéciale, ils forment par leur agglutination les amas
mûriformes : ils ne jouent par eux-mêmes aucun rôle
pathogène, ce sont des témoins d'une affection spécifique, mais ces témoins n'existent pas à toutes les périodes
de l'affection. Dans beaucoup de cas, en effet, la recher-
che des amas mûriformes peut rester infructueuse, mais
ce résultat négatif ne saurait, dans tous les cas faire écarter l'idée de la botryomycose ; car il n'est pas dit qu'à
un stade ultérieur la transformation botryogène ne
s'opèrera pas au sein du tissu, si l'on fait crédit à l'infection et si l'on donne à la dégénérescence le temps nécessaire à son évolution.

Du reste, le botryomycome, même avant l'apparition

des grains jaunes et des amas mûriformes, n'est pas
identique au simple bourgeon charnu, et nous ne sau-
rions mieux faire que de reproduire ici la fin de l'article
si complet et si intéressant de M. V. Ball, chef de travaux
d'anatomie pathologique à l'Ecole Vétérinaire de Lyon,
quand il dit :

« A notre avis, le botryomycome n'est pas une formation identique aux bourgeons charnus, mais seulement
analogue. MM. Poncet et Dor ont mis en lumière les différences anatomo-cliniques qui séparent le botryomycome des bourgeons charnus.

« Dernièrement, J. Frédéric a déclaré que les botryomycomes humains étaient constitués par un tissu de granulation, qui diffère de celui des bourgeons charnus par
une richesse exceptionnelle en vaiseaux sanguins néoformés, particulièrement larges, et tels qu'on ne les rencontre en général que dans les angiomes.

« Depuis les travaux de MM. Poncet et Dor, de nombreux auteurs ont recherché le botryomyces dans les
botryomycomes, et la plupart ne l'ont pas trouvé.
MM. Poncet et Dor ont fait remarquer que le botryomyces n'avait été trouvé par eux que dans une tumeur
botryomycosique ancienne. Nous voyons que cette parti-
cularité est commune à la botryomycome animale et que
le botryomyces ne représente pas un critérium absolu
chez l'homme comme chez les animaux.

« M. H. Bichat, dans une récente revue critique de
la botromyocose *(Arch. génér. de médecine,* 1904),
affirme que le botryomycome est un simple bourgeon
charnu inflammatoire, déterminé dans certaines conditions de terrain, de milieu et de virulence, par les mi-

crobès ordinaires de la supuration et, en particulier, par
le staphylocoque doré.

« Cet auteur nie l'existence de la botryomycose
humaine, « *mot bien pompeux pour désigner une affection
banale qui ne méritait pas cet honneur* ». Il veut bien
admettre cependant que l'on conserve cette appellation
pour désigner « certaines néoplasies inflammatoires du
cheval, peut-être un peu spéciales ».

« Nous ne voyons pas bien la raison pour laquelle on
pourrait admettre une dénomination en pathologie vétérinaire et non en médecine humaine pour désigner une
affection identique.

« Au point de vue bactériologique, les tumeurs grou-
pées sous le nom de botryomycomes humains par
MM. Poncet et Dor paraissent être dues à un staphylocoque spécialisé.

« Le botryocoque a été trouvé dans les coupes et, dans
les cultures, avec les apparences du staphylocoque, mais
on lui a assigné certains caractères spéciaux.

« Nous avons eu l'occasion d'examiner diverses préparations de botryomycomes humains et nous avons con-
staté l'analogie histo-pathologique manifeste qui existe
entre ces lésions et celles de la botryomycose animale.

« Conclusions :

« Il résulte de l'état actuel de nos connaissances que la
botryomycose est une affection tout à fait particulière
et de nature microbienne. La botryomycose est une staphylococcose spéciale. Au point de vue anatomo-clini-
que, les tumeurs botryomycosiques ont des caractères
sui generis ; aussi, est-il logique de leur reconnaître un
agent spécifique. Nous avons vu que des recherches bac-

tériologiques avaient été entreprises dans le but d'établir l'existence d'un microbe spécifique, le botryocoque. Que l'affection soit une botryococcose ou une staphylococcose particulière, elle n'en constitue pas moins une identité pathologique.

« Le botryomyces est une formation qui apparaît plus ou moins tardivement dans les tumeurs botryomycosiques.

« Les amas mûriformes du cheval nous paraissent être de nature cellulaire. Les boules sont le résultat de la dégénérescence botryosique. Par conséquent, le terme de botryomycose est inexact, car la maladie n'est pas une mycose.

« Enfin, nous dirons avec MM. Poncet et Dor, qu'il existe, chez l'homme, une affection qui, au point de vue anatomo-pathologique et bactériologique, présente une grande analogie avec la botryomycose animale. »

Habituellement donc, au début de tout botryomycome, on ne trouve qu'un tissu de granulation comparable a celui que nous avons observé dans notre néoplasie. La seule différence qui sépare les botryomycomes des bourgeons charnus, comme le dit du reste M. Ball, c'est à cette période la grande dilatation des vaisseaux, qui sont habituellement plus développés. Or, ainsi qu'on peut en juger sur notre dessin, les vaisseaux étaient ici particulièrement développés.

Nous n'avons pas recherché les grains mûriformes, puisque nous savons qu'ils n'apparaissent que tardivement dans de semblables tumeurs, mais nous renvoyons le lecteur à la planche qui accompagne le mémoire de Reishaus *(Beitraege zür Augenh*, Hft 31, 1899) et que

nous reproduisons à la fin de ce travail (fig. 5). Dans cette
publication, l'auteur décrit des boules hyalines absolument identiques à celles qui constituent les amas mûriformes, et il a trouvé ces productions dans un cas qu'il
appelle fibrome de la cornée, mais qui ne différait de
notre observation que par le fait essentiel que la tumeur
avait déjà duré deux ans lorsque l'auteur en pratiqua
l'excision. La possibilité de l'apparition de grains mûriformes au sein de néoformations fibreuses de la cornée
étant ainsi nettement démontrée, le développement aux
dépens du tissu parenchymateux de la cornée d'un tissu
identique à celui des bourgeons charnus pédiculés que
l'on désigne sous le nom de botryomycomes étant établi,
il nous reste maintenant à savoir si, cliniquement, la tumeur évolua comme un botryomycome et s'il est permis
de conclure que réellement il s'agissait d'un processus
de cette nature ; pour cela, il nous faut considérer les
divers cas de botryomycose humaine mentionnés dans
la science, d'après eux nous faire une idée de la botryomycose en général, et voir si le cas que nous avons
observé sur la cornée de notre malade mérite d'être iden-
tifié comme étiologie, évolution et aspect clinique aux
autres cas de botryomycose connus de nos jours.

CHAPITRE III

ETUDE CLINIQUE DE LA BOTRYOMYCOSE

La Botryomycose en général.

Le Dr Legroux, dans une thèse récente (thèse de Paris, juin 1904), intitulée *La Botryomycose : anatomie pathologique, clinique, pathogénie,* a rassemblé 53 observations de botryomycose et, de ces 53 cas très intéressants, il a déduit une étude clinique générale de la botryomycose, à laquelle nous empruntons beaucoup de données.

La botryomycose est une maladie de l'âge adulte, puisqu'elle n'a jamais été observée au-dessous de dix-sept ans, mais trouvée jusqu'à l'âge de quatre-vingts ans; et la plus grande moyenne des cas est entre de trente à quarante ans ; on la rencontre de préférence chez les hommes (sur 50 cas où le sexe est mentionné, 32 hommes et 18 femmes), et parmi la profession, surtout chez les gens occupés à des professions manuelles; les auteurs avaient recherché tout particulièrement la fréquentation des chevaux parmi les causes prédisposantes ; mais d'abord, pour admettre la contagion directe, il faudrait démontrer que ces chevaux étaient atteints du champignon de castration, affection plutôt rare parmi les chevaux en service; et, de plus, à l'Ecole vétérinaire d'Alfort, où chaque année l'on soigne plusieurs cas de cette affection, jamais elle n'a déterminé de botryomycose humaine. C'est en réalité dans les causes extérieures qu'il faut rechercher le point de départ de la plupart des cas de botryomycose ; et, en effet, dans toutes les observations, ou presque toutes, mentionnées dans la thèse de Legroux, on retrouve à l'origine un traumatisme, une plaie, une coupure ou la pénétration d'un corps étranger ; et ce traumatisme agit en déterminant une porte d'entrée souvent inaperçue, ou bien en étant le point de départ d'un petit épanchement sanguin. Et même, ce sont les plaies coupantes, souvent peu profondes, qui déterminent une hémorragie assez abondante, comme le sont en général les plaies de la main, qui favorisent le plus l'apparition du botryomycome, d'où, dans ces observations, la plus grande fréquence de botryomycose observée à la main et aux doigts.

Le relevé de ces 52 observations montre que comme *siège*, ces botryomycomes s'observent exclusivement sur les parties découvertes. Il donne :

Aux mains	39 cas.
A la lèvre inférieure. . .	6 —
Aux pieds	2 —
Aux paupières et sourcils .	2 —
A l'avant-bras	1 —
A l'épaule	1 —
A la joue.	1 —

La néoproduction fait son apparition vingt jours à un

mois en général après la cause qui lui a donné naissance, et a ouvert une porte d'entrée à l'agent pathogène. Quelquefois, elle reste stationnaire pendant un certain temps, et ce n'est qu'à la suite d'un second traumatisme ou après l'application de substances irritantes, pommades, etc., que son développement s'active. Enfin, après un temps qui va de quinze jours à six semaines, le botryomycome arrive à présenter son aspect caractéristique.

Il se présente alors comme une tumeur, comparée souvent à un pois, une noisette, une cerise... et dont le volume atteint rarement celui d'une noix ou d'une petite tomate (observation de Poncet et de Dor : botryomycome ulcéré au-dessus de l'acromion de l'épaule gauche, thèse de Legroux, obs. II). Le plus souvent unique, il peut être formé de plusieurs lobes ; sa coloration est en général rouge violacée, sa surface irrégulière, mais peu mamelonnée, d'où le nom qu'on lui a donné de « amas framboesiformes ». Elle semble en général sessile, parce qu'elle est très aplatie, mais en la soulevant sur les bords, on voit qu'elle est presque toujours pédiculée et a en somme la forme d'un champignon : elle est, comme les tumeurs érectiles, assez élastique au toucher et en général indolore.

Ce n'est donc pas par les douleurs, puisqu'elles n'en provoquent pas ou fort peu, que ces petites néoproductions sont gênantes, mais bien parce qu'en raison de leur siège elles sont exposées à des traumatismes répétés, qui provoquent sur ces néoproductions très vasculaires de petites hémorragies peu abondantes ; ces hémorragies, ou plutôt ce suintement sanguin, s'arrête spontanément ; des croûtes se forment, qu'un nouveau trauma-

tisme peut enlever, d'où les portes d'entrée sans cesse
ouvertes à l'infection, et la suppuration et même la
nécrose qui suivent quelquefois ces botryomycomes, ar-
rivant même, comme dans un cas de Delore *(Gazette des
hôpitaux*, octobre 1902, et Congrès de chirurgie, 1902,
Delore), à provoquer l'élimination spontanée de la tumeur ; c'est, en effet, souvent une terminaison fréquente
du botryomycome qui, comme toute néoplasie inflammatoire, évolue très rapidement en trois semaines à un
mois ; puis il reste stationnaire et ne subit plus aucun
décroissement, d'où la différence avec le développement
progressif des néoplasmes en général et la tendance envahissante bien connue de l'actinomycose, de laquelle
on a voulu rapprocher la botryomycose » (H. Bichat).
On ne connaît pas d'exemple de généralisation ; la cau-
térisation simple n'empêche pas le développement de la
néoproduction ; mais elle ne récidive pas si on enlève le
pédicule ; cette section du pédicule s'accompagne d'une
douleur assez vive et d'une hémorragie assez abondante.

C'est en effet l'excision chirurgicale pure et simple qui
est le traitement employé en général ; pour le cas qui
nous occupe, M. le Dr Dor, partant de la présence des
lymphocytes particuliers de Unna, que nous avons vu
constituer la partie fondamentale du botryomycome et
de leur affinité pour le bleu de méthylène, a essayé l'em-
ploi du bleu de méthylène, comme nous le verrons plus
loin, avec succès du reste. Mais il faut se garder d'appli-
quer des cataplasmes ou de cautériser au nitrate d'argent, ou en thermo-cautère, car ce traitement, ne détrui-
sant pas le pédicule, n'empêche pas la reproduction de
la néoformation. La guérison sans récidive est au con-

traire la règle, après l'excision chirurgicale au rasoir, au bistouri ou aux ciseaux, suivant les cas.

En somme, nous pouvons résumer en disant que les botryomycomes sont de petites néoproductions, siégeant sur les parties découvertes (la face ou les mains surtout), d'aspect rouge violacé, à surface irrégulière et mamelonnée, très vasculaires, et, par suite, avec tendance à l'hémorragie, supportées par un pédicule, comme toutes les tumeurs bénignes en général, ne s'accompagnant pas d'adénite, ne se généralisant pas, et ne récidivant pas après ablation, ayant à l'origine comme cause prédisposante un traumatisme, une plaie, une coupure ou la pénétration d'un corps étranger, débutant après une courte incubation, évoluant rapidement et sans douleur, et se terminant quelquefois par chute spontanée, essentiellement bénignes. N'est-ce pas là un type clinique bien tranché ? Que la pathogénie et la constitution histologique ne donnent pas à la botryomycose une individualité propre, soit ; mais, de ce qu'une affection est mal connue au point de vue de sa pathogénie et présente des caractères anatomo-pathologiques très voisins d'autres affections, faut-il ne pas l'admettre, alors qu'elle présente un type clinique si tranché ? Non, et, pour nous, la botryomycose est bien une entité morbide. Ce n'est pas une mycose, comme on l'avait prétendu au début, causée par un champignon de l'espèce micromycetes, le « botryomyces equi »; elle est causée par un microbe spécial, le botryocoque, doué de propriétés botryogènes spéciales, comme l'ont bien montré MM. Poncet et Dor ; et c'est sous l'influence de ce botryocoque, de ce micrococcus botryogenes, mais non par sa transforma-

tion que se produisent les amas mûriformes ou botryomyces, que l'on trouve presque toujours dans les tissus
botryomycosiques à un stade avancé de leur développement. Que le terme de botryomycose mérite d'être remplacé, c'est possible. Mais, comme le disent MM. Poncet et
Dor, « y a-t-il grand inconvénient à conserver un terme
admis dans le langage courant, même s'il est défectueu-
sement construit, pourvu que l'on soit d'accord sur sa
signification ? » Que la structure d'un botryomycome au
début n'ait rien de bien particulier et soit à peu près semblable à celle d'un simple bourgeon charnu, c'est encore
vrai. Que les caractères de morphologie et de culture du
botryocoque et du staphylocoque doré soient en grande
partie les mêmes, et que les caractères différentiels
soient minimes, c'est encore vrai. Mais cependant des
différences existent (thèse de Spick, Lyon, 1900; *Archives de médecine,* 1900, Poncet et Dor) et, pour nous, le
botryocoque et le staphylocoque sont bien différents, et
le plus important caractère différentiel entre eux, c'est
le fait que le botryocoque engendre expérimentalement
des botryomycomes, tandis que le staphylocoque ne
fait que des abcès. Inoculé, le botryocoque produit une
néoplasie, il provoque une formation de cellules lympho-
cytaires spéciales, cellules granuleuses de Unna; le staphylocoque, au contraire, inoculé dans les mêmes conditions, produit une agglomération de globules blancs,
du pus.

Un jour viendra où la lumière se fera complètement
sur cette affection si intéressante; actuellement, la dis-
cussion est ouverte. Bichat, Legroux, d'un côté, nient
formellement la spécificité ; d'un autre côté, MM. Poncet

et Dor l'admettent au contraire, et, comme eux, M. Binot est partisan de cette conception, ainsi qu'en témoigne une lettre que nous reproduisons à titre de document (1). Nous ne prendrons pas parti dans une question

(1) *Lettre du Dr Jean Binot, chef de Laboratoire à l'Institut Pasteur, à M. le Dr Dor.*

Je vous renvoie ci-joint votre microbe de la botryomycose ; j'ai encore le tube-origine, avec une étiquette de votre main, que vous m'avez apporté ; la culture que vous m'avez donnée était parfaitement pure, et elle n'a pas varié au point de vue de ses caractères depuis que je la possède ; c'est pourquoi je ne puis pas comprendre comment il a pu venir à l'idée de qui que ce soit d'identifier ce microbe avec le staphylocoque doré, qui lui est totalement étranger.

Je viens de retrouver les notes que j'ai prises au sujet de votre microbe, quand je l'ai cultivé au début. Elles ne sont pas complètes, tant s'en faut, car je ne l'ai pas étudié à fond.

Morphologie. — Cocci de dimensions irrégulières, groupement de sarcine atypique. Prend le Gram.

Bouillon. — Culture lente ; dépôt d'abord jaune paille, puis orangé au fond du tube ; légère collerette ponctuée, orangée, liquide parfaitement clair ; tardivement, le dépôt du fond devient visqueux, floconneux quand on l'agite.

Pomme de terre. — Culture lente, jaune orangé brillant, épaisse, opaque ; tardivement, devient verruqueuse.

Gélose en strie. — Culture assez lente à 20 degrés, plus rapide à 37 degrés ; couche homogène lisse, brillante, opaque, et devenant très épaisse au bout de quinze à vingt jours, de couleur jaune orangé assez foncé. Bords réguliers en bourrelet.

Gélose ensemencée par piqûres. — Se développe surtout en surface. Dans la longueur de la strie, écouvillon verruqueux.

Sérum gélatinisé. — Lentement liquifié.

Gélatine peptone. — Lentement liquéfiée en entonnoir ;

si délicate ; mais, pour le moment, quoi qu'en pensent les auteurs, que le botryocoque soit ou non identique au staphylocoque, il y a une chose que tout le monde est obligé d'admettre, c'est qu'en étudiant les différents cas de botryomycose, on voit que l'on a affaire à une affection qui, cliniquement, n'était pas connue avant les premiers travaux de MM. Poncet et Dor et qui, si elle n'a pas une individualité bien tranchée au point de vue pathogénique et anatomo-pathologique, nous offre au point de vue de l'aspect et de l'évolution des lésions qu'elle engendre un type clinique bien net.

Si maintenant nous revenons à l'histoire du cas que nous avons observé sur la cornée de notre malade, nous sommes obligé de constater que cette néoformation a eu une évolution et un aspect clinique absolument identiques aux botryomycomes en général.

Siégeant sur une partie découverte (la cornée), d'aspect rouge violacé, à surface irrégulière et peu mamelonnée, très vasculaire, pédiculée, ne s'accompagnant pas d'adénite, ne se généralisant pas, n'ayant pas récidivé après le traitement, ayant comme cause prédisposante un traumatisme, débutant après une incubation d'un mois à peu près après le traumatisme, en somme

amas de microbes jaune-brun clair au fond de l'entonnoir parfaitement transparent.

Colonie sur gélatine. — Lentement liquéfiante, point jaune opaque qui s'enfonce au centre d'un entonnoir de liquéfaction limpide.

Je vous transcris ces notes dans leur style télégraphique ; vous pourrez étudier le microbe à loisir avec la semence que je vous restitue.

néoproduction bénigne ; cette histoire, on le voit, est absolument semblable à celle des botryomycomes en général, et c'est bien à un cas de botryomycose de la cornée que nous avons eu affaire.

CHAPITRE IV

TRAITEMENT

C'est en général par l'ablation de la néoproduction, ou
même quelquefois par l'énucléation complète de l'œil
que l'on traite les tumeurs de la cornée ; et l'on a raison,
puisque, par définition, les tumeurs sont des productions
pathologiques, qui ont une tendance toujours de plus
en plus marquée à l'accroissement, et jamais à la rétro-
cession, et évoluent par conséquent toujours vers la non-
guérison. Les ennuis de l'énucléation sont faciles à comprendre, et l'ablation d'une néoproduction de la cornée
présente, elle aussi, un grave inconvénient: c'est qu'elle
laisse après elle sur la cornée une cicatrice, qui rend la
vision à peu près impossible.

C'est pourquoi, étant sûr qu'il avait affaire à un botryomycome, c'est-à-dire à une néoplasie d'origine inflammatoire, M. Dor a songé à essayer de faire rétrocéder
cette néoproduction, occasionnée par un microbe analogue aux microbes ordinaires des inflammations, avec
les moyens que l'on emploie habituellement pour faire
rétrocéder les inflammations. Il a songé qu'il n'était pas
nécessaire d'enlever ce botryomycome, à cause de la
cicatrice gênante pour la vision, qu'aurait laissée son

ablation, et il a pensé qu'il rétrocéderait sous l'action seule d'un antiseptique ; c'est ce qu'il a essayé, se réservant le droit plus tard, si ce traitement ne réussissait pas, de pratiquer l'ablation du botryomycome. Mais en tout cas, ce traitement par un antiseptique était rationnel; le résultat, du reste, fut complètement satisfaisant.

Il ne restait plus qu'à faire le choix parmi les antiseptiques : le *sublimé* fut tout d'abord rejeté, parce que, même faible, le sublimé injecté dans la cornée coagule les albumines de la cornée, forme avec le tissu de cette membrane des albuminates de mercure très blancs, qui auraient rendu la cornée très opaque. Restaient l'acide picrique, l'éosine, le bleu de méthylène, etc.; pour se guider dans ce choix, M. Dor tira une notion précieuse de la constitution histologique de ce botryomycome, dont le tissu était essentiellement formé de lymphocytes particulièrement sensibles à la coloration par le bleu de méthylène, réactif alcalin, présentant en somme une action spécifique pour ce botryomycome, production acide, dont le noyau et le protoplasma des cellules constituantes se coloraient si complètement par le bleu de méthylène, réactif alcalin.

Et c'est pourquoi, rejetant l'*acide picrique*, qui donne de très bons résultats dans les brûlures de la cornée, mais justement parce que les tissus brûlés sont très alcalins, rejetant aussi l'*éosine*, qui est acide, M. Dor fut amené à se servir du *bleu de méthylène* qui, même à faible dose, à 1/500, a contre le staphylocoque une action aussi énergique que le sublimé, action qu'il était bien en droit d'avoir aussi contre le botryocoque, qui présente avec le staphylocoque tant de caractères communs, que

certains auteurs n'admettent pas la spécificité du botryocoque et l'identifient au staphylocoque.

M. Dor employa donc une solution de bleu de méthylène à 1 pour 500, en injections interstitielles : le manuel
opératoire fut très simple : écarter les paupières avec un
blépharostat, fixer la conjonctive avec une petite pince
à mors, comme quand on opère une cataracte, afin que
le globe oculaire soit immobile ; et, enfoncer l'aiguille
d'une seringue de Pravaz parallèlement à la surface de
la cornée, mais à l'intérieur même du botryomycome, entre
les deux épithéliums, et en plusieurs endroits chaque
fois, pour que le botryomycome tout entier soit impré-
gné en tous ses points par le bleu de méthylène.

Le malade resta à peu près un mois à la clinique de
M. le Dr Dor ; pendant ce temps, on lui fit *six* injections
de bleu de méthylène : les trois premières lui furent
faites à trois jours d'intervalle, puis une par semaine
pendant les trois autres semaines. L'on se souvient que
notre malade était entré le 23 mai; on lui fit une 1re injection le 25 mai : après la deuxième, qui fut faite le 27 mai,
on vit le botryomycome s'affaisser notablement, diminuer de volume, changer de coloration, et, de très rouge
qu'il était. devenir légèrement rosé. Après la troisième
injection, qui fut faite le 2 juin, l'amélioration alla toujours en s'accentuant : en plus des symptômes fonction-
nels (blépharospasme, larmoiement..., etc.) qui dimi-
nuaient et disparaissaient même, la néoproduction avait
diminué de moitié.

Enfin, trois injections lui furent encore faites en juin :
quand le malade sortit le 30 juin, le botryomycome avait
complètement disparu, la cornée avait repris sa courbure

normale, le malade était complètement guéri. Bien en-
tendu sa cornée n'était pas claire comme une cornée normale, elle était opaque, le botryomycome ayant à sa
suite laissé un leucôme (car on sait que, lorsque la
trame cornéenne est détruite, comme c'était le cas ici, où
le tissu propre de la cornée était complètement remplacé par un tissu nouveau, elle est toujours remplacée,
si la réparation a lieu, par un tissu cicatriciel, appelé
leucôme); mais non pas une opacité, un leucôme, comme
celui qui existe par exemple après une injection de nitrate
d'argent dans la cornée ; mais bien une cornée avec
stries blanchâtres, vestiges des anciens vaisseaux ; du
reste, après le traitement, cette opacité est allée en di-
minuant, la cornée a repris un peu de sa transparence,
si bien qu'à un bon éclairage on distinguait l'iris et même
la pupille. Et, en somme, le résultat cherché était pleine-
ment satisfaisant, puisqu'on avait obtenu la rétroces-
sion complète de ce botryomycome, sans opération, par
les seules injections interstitielles de bleu de méthylène :
si on avait fait une ablation du botryomycome, attendu
qu'il était recouvert par un épithélium normal, on aurait
enlevé cet épithélium, il serait resté sur la cornée une
cicatrice rétractile, les procès ciliaires auraient été
atteints; il y aurait eu de la cyclite, l'œil tout entier se
serait rétracté et aurait été perdu pour la vision. Mis de
côté les dangers que l'on court toujours, quoique minimes avec les précautions aseptiques et antiseptiques
que l'on prend de nos jours, quand on fait une opération
sur l'œil et, dans notre cas, une énucléation ou une ablation de tumeur au bistouri et auxquels n'aime pas à
s'exposer un malade, on a ainsi l'avantage d'avoir une

disparition complète du botryomycome sans cicatrice
consécutive rétractile de la cornée, et sans rétraction du
globe oculaire, ce qui a permis de faire une *iridectomie ;*
M. Dor la fit en septembre dernier dans la partie externe,
qui restait à peu près saine, de la cornée, et ce malade
a actuellement cet œil, primitivement occupé par le botryomycome, avec une pupille artificielle, et avec acuité
visuelle de 1/10, c'est-à-dire une vue utilisable puisqu'on
admet comme ayant une vision suffisante et que l'on
prend au service militaire toute personne ayant un œil
normal, à acuité normale, et l'autre ayant au moins 1/10:
ce 1/10 lui est suffisant **pour se conduire et être au besoin**
averti d'un tramway, d'une voiture..., etc. qui viendrait
sur lui du côté de cet œil à faible acuité.

Ce cas présente aussi quelque intérêt au point de vue
médico-légal, car c'est à la suite d'un accident du travail
qu'était apparu le botryomycome. Si l'on avait énucléé
l'œil du malade, le chef d'entreprise ou la Compagnie
d'assurances auraient été condamnés à payer une rente
basée sur une diminution de 33 pour 100 de la capacité
de travail de l'ouvrier ; si on n'avait pas énucléé l'œil,
mais qu'il eût cependant été inutile à la vision (comme
ç'aurait été le cas si on avait abrasé le botryomycome),
l'indemnité aurait été basée sur une diminution de
30 pour 100 de la capacité de travail. En traitant ce botryomycome par les injections interstitielles de bleu de
méthylène, on a permis au malade de conserver un œil
avec acuité visuelle de 1/10, et M. le Dr Dor a évalué
seulement à 15 pour 100 la réduction de capacité de travail, se basant sur les barèmes admis à la suite du Congrès international d'ophtalmologie de Lucerne (1904).

CHAPITRE V

OBSERVATION, ANALOGUE A LA NOTRE

AYANT ÉTÉ CONSIDÉRÉE COMME UN SARCOME DE LA CORNÉE ET OU L'ŒIL MALADE FUT ÉNUCLÉÉ. BOTRYOMYCOME PROBABLE

À la fin de ce travail, nous croyons intéressant de reproduire une observation de sarcome de la cornée, que
nous avons trouvée dans les *Archiv für Augenheilkunde*
de 1891 ; cette observation d'un cas, considéré comme un
sarcome de la cornée, et où l'œil malade fut énucléé, est
très analogue à la nôtre, et nous paraît plutôt être celle
d'un botryomycome que d'un sarcome ; c'est pourquoi
nous nous permettons de la reproduire :

OBSERVATION (traduite de l'allemand).

Par le Dr Konrad Rumschewitsch, de Kiew *(Arch. für
Augenheilkunde,* 1891.)

Un cas de sarcome de la cornée.

Le cas que je vais maintenant décrire est plein d'intérêt
parce que la néoformation maligne a pris naissance sur la
cornée elle-même. Les anamnestiques du cas que nous donnons étaient très incomplets. Un cultivateur de soixante et

un ans avait, il y a un an et demi, reçu sur la tête un si vio·
lent coup qu'il eut un épanchement de sang par l'œil droit
et aussi par l'oreille gauche, et perdit connaissance. Il as-
sura qu'il voyait beaucoup plus mal de l'œil droit. Il y a un
an, il avait de nouveau reçu un coup sur le côté droit de la
tête et, après ce coup, l'épanchement à l'œil droit se repro-
duisit ; la vue disparut complètement, le globe oculaire commença à faire saillie hors de l'orbite, si bien que la paupière
se fermait d'une façon incomplète ; c'est tout ce que j'ai pu
apprendre du malade ; il soutient, du reste, avec assurance,
que jamais, sur son globe, on n'a pu voir ni une tache rouge,
ni une pustule, mais que, depuis deux ans, il a remarqué sur
la pupille une petite tache, qui s'est agrandie petit à petit et
s'est enfin transformée en l'excroissance actuelle. Il avait très
souvent des douleurs ciliaires à l'œil droit.

Au premier aspect, on remarque, en ouvrant les paupières
du côté droit, une tumeur de couleur rose jaunâtre, qui fait
un peu saillie en avant de la fente palpébrale, quoique le
malade puisse fermer l'œil, mais avec un certain effort ; la
surface de la tumeur est assez lisse, bien qu'on voie sur elle
quelques sillons peu nombreux et pas très profonds, qui s'é-
cartent les uns des autres en divergeant ; en certains endroits,
ils arrivent jusqu'à des caillots. A la palpation, la tumeur se
montre assez molle ; le globe oculaire est complètement mo-
bile, les sensations lumineuses persistent.

A un examen minutieux, on voit ce qui suit : les paupières
(comme la peau et aussi la conjonctive) sont tout à fait nor-
males, la conjonctive bulbaire est pâle ; seulement, plus près
du limbe, sur une étendue distante de 4 millimètres de ce
bulbe, elle est légèrement hyperémiée et en même temps
épaissie. L'examen avec une sonde montre que, dans l'étendue du segment superficiel et externe, cette dernière s'étend
jusqu'au bord de la cornée ; en d'autres points, on ne peut
glisser la sonde entre le bord de la cornée et la tumeur que
sur 1 millimètre. Dans l'étendue du segment inférieur et interne de l'œil, la sonde ne pénètre plus tout à fait librement

que sur 3 millimètres. En dehors, on pouvait se convaincre qu'à cet endroit, la cornée était restée complètement transparente. Cet examen de la tumeur avec la sonde ne la fit pas saigner ; la tension de l'œil resta normale, les ganglions lymphatiques correspondants n'étaient pas tuméfiés. Le diagnostic clinique, basé sur l'aspect extérieur de la tumeur fut : un cancroïde, qui s'était peut-être développé sur la cornée elle-même.

Quelques jours après, je fis l'énucléation du bulbe de la manière ordinaire ; seulement, en tenant compte que la conjonctive bulbaire était hyperémiée et épaissie dans le voisinage du bulbe, je fis la circoncision, non pas à côté même du bord du limbe, mais à une distance de 3 millimètres en dehors. L'épanchement de sang ne fut pas abondant et le processus de cicatrisation fut si régulier qu'une semaine après l'opération, le malade pouvait s'en aller chez lui. La suite de son existence m'est inconnue.

L'œil énucléé fut conservé dans le liquide de Müller, et ensuite dans l'alcool. La coupe horizontale du segment antérieur est représentée sur la figure ci-incluse. Dans la sclérotique, l'iris, la choroïde et la rétine, comme dans le corps vitré, le cristallin et le nerf optique, il n'y a aucun changement ; dans les parties périphériques de la cornée, on pourrait, à la rigueur, trouver de la dégénérescence cystoïde. La longueur de l'axe de l'œil atteignait 29 mm. 5. Sa partie postérieure (jusqu'à la membrane de Descemet) avait une longueur de 22 millimètres ; sa partie antérieure (de la membrane de Descemet jusqu'à la surface antérieure de la tumeur), 7 mm. 5. L'épaisseur de la tumeur est presque partout pareille ; vers les bords seulement, elle diminue peu à peu. A la coupe, nous remarquons à l'œil nu des stries qui ne sont pas fortement dessinées et ont une disposition radiaire.

Je mis la moitié supérieure du globe de l'œil dans la celloïdine; j'examinai la partie inférieure, qui avait été divisée en sections dans la paraffine. La section non divisée de la moitié supérieure du globe de l'œil fut divisée et examinée sur des

coupes, et ainsi, toute la tumeur était sectionnée en plusieurs
coupes.

RÉSULTATS DE L'EXAMEN HISTOLOGIQUE DE LA TUMEUR

A. *Modifications de la conjonctive.*

Plus haut, j'ai déjà fait remarquer que, d'après les observations faites jusqu'à ce jour, presque toutes les néoformations de la cornée se développent aux dépens de la conjonctive, particulièrement dans la région du limbe ; c'est pourquoi
je dirigeai mon attention d'une façon particulière sur l'état
de la conjonctive et, comme la péritomie avait été faite très
périphérique, une quantité suffisante put être soumise à l'examen. La conjonctive parut principalement épaissie dans l'é-
tendue du segment supérieur et externe. Le revêtement épithélial paraissait partout très épaissi et se composait de dix
et plusieurs couches de cellules. Les cellules de la couche la
plus profonde avaient une forme cubique, celles des couches
situées au-dessus étaient rondes ou avaient une forme irrégulière. Les cellules des couches superficielles étaient enfin
tout aplaties.

A une distance de pas plus de 2 millimètres du limbe, l'épithélium sur les coupes formait des massues dirigées vers l'intérieur, leur hauteur allait en augmentant plus on se rappro-
chait du limbe et, sur le limbe lui-même, particulièrement en
une certain endroit, où l'on remarque habituellement un fort
épaississement de l'épithélium, elle atteignait plus de 5 millimètres ; par places, les pointes des massues s'élevaient jusqu'à la couche de Descemet. Ces grosses massues se trouvaient sur toutes les coupes et formaient autour de la cornée
une couronne. Après ces formations en massue de l'épithélium, on remarqua, dans la conjonctive bulbaire, près du
bord de la cornée, des papilles très développées. Ces papilles
se composaient de tissu conjonctif lâche, qui contenait dans
les couches superficielles des cellules rondes, particulière-

ment au voisinage des vaisseaux, qui se trouvaient régulièrement dans les papilles. Plus profondément, se trouvait une
couche épaisse de tissu conjonctif lâche, qui se composait
d'une riche accumulation de vaisseaux en formation et de
beaucoup de cellules, bien qu'ici les cellules rondes se présentaient déjà en quantité moindre. Cette couche était de
plus en plus mince vers le bord de la cornée et était limitée
nettement de la dernière dont nous avons parlé par la couronne des massues épithéliales décrites plus haut dans le
territoire du limbe. Les vaisseaux sanguins paraissaient, dans
la partie éloignée de la conjonctive, très épaissis ; mais la
conjonctive, dans le segment externe et supérieur, sur une
surface autour de la cornée qui était large de 3 millimètres,
ressemblait à une tumeur formée de tissu caverneux, telle-
ment elle était riche en vaisseaux. A l'inverse des vaisseaux
des papilles à parois minces, ces vaisseaux possédaient une
paroi très épaisse. Dans les intervalles formés par ces vaisseaux, se trouvait en faible quantité du tissu conjonctif, qui
ne contenait presque aucuns corpuscules lymphatiques. Ainsi,
cet endroit de la conjonctive se distinguait des autres parties par l'importance des vaisseaux qui avoisinaient la néoformation. Ces vaisseaux se ramifiaient dans la conjonctive,
mais, après avoir atteint la couronne épithéliale du bord de
la cornée, pénétraient dans ce tissu et, plus loin, dans la
substance de la tumeur. Les parois des vaisseaux possédaient,
comme nous l'avons dit, une épaisseur notable ; celle-ci peut
expliquer l'absence de corpuscules lymphatiques en cet endroit, les conditions pour le passage de ceux-ci en dehors des
vaisseaux étant ainsi plus que défavorables. Au contraire,
près des vaisseaux à parois minces, particulièrement à côté
des vaisseaux qui s'étaient développés dans les papilles de
la conjonctive bulbaire, les cellules lymphoïdes se présentaient en très grand nombre.

En dehors de la zone décrite dans le segment supérieur et
extérieur, les vaisseaux pénétraient en d'autres endroits dans
la tumeur, mais ils paraissaient, là, être beaucoup plus pe-

tits et en plus faible nombre. Il est une chose, c'est que les rapports de la tumeur avec la cornée étaient tout à fait caractéristiques, que la tumeur, au bord de la cornée, était portée en avant plus fortement dans l'étendue du segment supérieur externe, mais les vaisseaux avaient pris naturellement le chemin le plus court et n'entraient pas du tout dans l'endroit du pédicule qui était le plus éloigné du limbe, comme cela s'est vu pour le segment inférieur et interne. Je dois encore rappeler que, dans le tissu de la conjonctive bulbaire épaissie, se trouvaient presque partout des épanchements sanguins qui, sans doute, conditionnaient un épaississement encore plus important et pour ainsi dire postmortel de la conjonctive. Leur épaisseur atteignait en beaucoup d'endroits 2 millimètres et plus. L'épanchement sanguin s'est certainement produit pendant l'opération, dans l'étendue du segment qui contenait les vaisseaux, on ne remarquait aucun épanchement sanguin.

Ainsi, l'examen suffisant de la conjonctive ne put pas faire constater dans cette dernière la présence de traces de néoformation ; sa participation dans la constitution de la tumeur consiste dans les vaisseaux qu'elle lui fournit. Ces vaisseaux étaient entourés de tissu conjonctif peu abondant, qui renfermait une quantité insignifiante de cellules. Je dois ajouter que les modifications que j'en ai décrites rappellent celles qui ont été décrites par Schöbl dans son ouvrage *Remarques sur la conjonctivite hyperplastique et le catarrhe printanier (Centralb. f. prakt. Augenheilk*, avril 1890) ; entre autres choses, il fait remarquer que l'irritation, qui provoque des modifications propres à la conjonctivite hyperplastique, peut être provoquée, dans quelques cas, par l'existence de tumeurs malignes dans la conjonctive. Dans notre cas, elle était conditionnée par le développement de la néoformation dans la cornée.

B. *L'épithélium de la tumeur et ses connexions avec la cornée.*

L'épithélium de la cornée passe immédiatement par-dessus

la tumeur ; il s'était modifié en s'amincissant beaucoup, ne
se composant que de cinq à sept couches de cellules ; en dehors de cela, les cellules de la couche profonde perdaient
leur forme cylindrique en s'aplatissant. Dans la partie de la
tumeur correspondante à la fente, les cellules de la couche
superficielle étaient kératinisées. Plus profondément, appa-
raissait le revêtement épithélial près de la base ou du pédicule de la tumeur ; nous allons le décrire en détail. Le premier examen du malade avait déjà montré que la base de la
tumeur, développée en forme de champignon, était beaucoup
plus petite que la surface de la cornée. Avec l'aide d'une
sonde, on pouvait se convaincre que, seulement dans l'étendue du segment postérieur et extérieur, la néoformation atteignait le bord de la cornée, mais qu'ailleurs le limbe était
tout à fait libre. En d'autres endroits, les bords de la base de
la tumeur correspondaient au centre de la cornée. L'examen
microscopique montra que, après la couronne épithéliale du
limbe, l'épithélium se continuait vers l'intérieur, vers le centre de la cornée, sur 3 millimètres ; le bord interne de cet épithélium se trouvait fortement en dedans des saillies des corps
ciliaires et était donc placé sur la cornée elle-même. Cette
couche épithéliale paraissait très épaisse, si bien qu'elle sem-
blait être la réunion de l'épithélium de la cornée et de la
néoformation, ou, plus exactement, une couche commune
aux deux. Les vaisseaux sanguins se trouvaient au-dessous
de cette couche épithéliale ; après avoir atteint la tumeur, ils
se partageaient et prenaient dans celle-ci une direction radiaire. Nous avons fait déjà remarquer le faible développement de tissu conjonctif entre les vaisseaux de la conjonctive
fibrillaire et la faible quantité de cellules lymphoïdes. Même
chose dans le tissu de la cornée et dans la tumeur elle-même,
avec cette différence que, dans la région de la base ou du
pédicule de la tumeur, bien qu'il n'y eût également qu'une
petite infiltration lymphoïde, du tissu conjonctif plus lâche
s'y trouvait en plus grande quantité. Vaisseaux épaissis, si
bien que le tissu de la cornée était maintenu seulement dans

les couches les plus internes ; les autres rappelaient un angiome caverneux.

Dans la partie supérieure et externe de la cornée, la base de la néoformation était donc fortement éloignée du bord du limbe. L'examen microscopique montre qu'en d'autres endroits, elle l'était encore plus. Ainsi, dans le segment inférieur et externe, la sonde allait à 3 millimètres en dedans du bord de la cornée ; en de certains endroits, la cornée et la tumeur possédaient, sur une étendue de 3 millimètres, un épithélium propre, mais, plus loin, ces deux revêtements se réunissaient sous forme d'une couche épithéliale très épaisse, qui se dirigeait vers le centre de la cornée. Cette couche séparait la cornée de la tumeur si complètement que la base de cette dernière ne recouvrait pas intérieurement une surface de plus de 3 millimètres carrés, là où la circonférence du pédicule, dans le sens longitudinal, était la plus grande.

Cette couche de démarcation, si on peut parler ainsi, avait une propriété particulière. L'épithélium de la cornée paraissait, en beaucoup d'endroits, tout à fait normal. Cette couche possédait, dans une certaine surface, une épaisseur assez importante et en même temps uniforme. Les cellules au contact de la membrane de Bowmann et de la tumeur possédaient une forme cylindrique ; toutes les autres apparaissaient aplaties. Rien de particulier pour la grandeur des cellules.

La surface de la couche de démarcation était de plus en plus irrégulière dans sa partie interne ; il se montrait sur elle beaucoup de prolongements, des massues, surtout dans le voisinage de la réunion de la tumeur et de la cornée, des masses rondes de cellules épithéliales qui se réunissaient avec le bord de la couche de démarcation, soit par un large pont, soit par un fin pédicule. Grâce à cela, si la coupe ne passait pas par ce pédicule, les masses de cellules épithéliales paraissaient entièrement isolées et, par suite, sous forme d'agglomérations plusieurs fois divisées, dont le diamètre dépassait par intervalle 5 millimètres ; on remarquait les excroissances

épithéliales particulièrement dans les environs de la tumeur ;
du reste, elles se présentaient aussi dans la cornée, où elles
prenaient la forme de massues, qui formaient comme la suite
des massues décrites dans la conjonctive. L'excroissance épithéliale et la formation de massues se remarquaient aussi
dans les parties périphériques de la tumeur et, là, les massues présentaient, et pas rarement, toute l'épaisseur entre
leur surface interne et leur surface externe, formant en certains endroits des travées épithéliales.

Donc, le bord interne de la couche épithéliale de démarcation, ou plus exactement le bord de l'ouverture par laquelle
la tumeur se continuait avec la cornée, paraissait très épais
et parfois très irrégulier. Excepté le segment supérieur et
externe de la cornée, dans l'étendue duquel entraient les vaisseaux nourriciers de la tumeur, je ne trouvai aucune modifi-
cation, ni dans la membrane de Descemet, ni dans les couches profondes du tissu propre de la cornée, mais je remar-
quai, dans les couches superficielles, une connexion plus faible des lamelles les unes avec les autres et un plus grand
nombre de cellules propres de la cornée ; c'est pourquoi il
n'existait aucune trace d'infiltration de petites cellules, et
l'examen minutieux du malade montrait que la partie de la
cornée accessible à la vue était complètement transparente.
La membrane de Bowman était conservée en totalité jusqu'au
bord de l'ouverture dans la couche de démarcation. Dans
l'étendue de l'ouverture, la membrane était interrompue et,
bien que l'on pût la remarquer en certains endroits, le plus
souvent, ou bien elle manquait complètement, ou bien elle
changeait sa direction là où cela se pouvait; dans une courte
étendue ,on peut suivre sa direction dans le tissu de la tumeur. Plus loin, il était tout à fait clair que, d'abord les couches de la substance propre de la cornée soulevaient la membrane de Bowmann, puis elles interrompaient et, enfin, entraient dans la masse dé la tumeur et se répandaient partout
dans la tumeur en direction radiale,

C. *Constitution de la tumeur elle-même.*

A l'examen d'une coupe horizontale de la tumeur faite dans la région du hile et suivant l'axe antéro-postérieur, après coloration à l'hématoxyline, avec l'aide d'un grossissement faible (Htn. 2/2) ou d'une loupe, nous remarquons d'abord la couche épithéliale de démarcation colorée en sombre et l'ouverture située sur celle-ci d'un diamètre de moins de 3 millimètres. Dans l'étendue de cette ouverture, apparaît la limite supérieure de la substance propre de la cornée, très trouble, à cause de l'interruption de la membrane de Bowmann. Dans le pédicule de la tumeur, et aussi dans les parties de la tumeur avoisinant le pédicule, on remarque une bande de tissu de 1 mm. 5 d'épaisseur et d'une couleur violet clair ; à proprement parler, ce n'est pas une bande, mais une couche qui, en dehors, se partage en faisceaux. Dans cette couche, nous trouvons dans sa moitié temporale des vaisseaux qui viennent de la conjonctive et entre lesquels le tissu conjonctif est beaucoup plus développé que dans les segments contenant des vaisseaux de la conjonctive et de la cornée. Dans la moitié nasale, nous trouvons, se croisant dans toutes les directions, des fibres de la substance propre de la cornée avec un très petit nombre d'éléments cellulaires. La direction différente des fibres de la cornée se dessine particulièrement clairement dans les coupes obliques, ce qui est très compréhensible si l'on pense que, dans la tumeur, pénètrent exclusivement les couches superficielles de la substance propre de la cornée, qui contiennent les fibres arcuatæ. En dehors de la bande claire, nous remarquons, venant de ces dernières et se répandant dans toute la tumeur avec une direction radiaire, les bandes claires; elles se dirigent vers la surface externe de la tumeur, tandis qu'elles deviennent de plus en plus effilées du centre à la périphérie. Tout le reste de la masse était coloré par l'hématoxyline d'une façon plus intensive et constituant la tumeur elle-même.

Nous voulons maintenant revenir de nouveau sur les particularités du pédicule. Dans ce dernier, nous avons trouvé

des vaisseaux sanguins et des fibres de la substance propre
de la cornée, qui se croisent partout, les vaisseaux se croisant également dans toutes les directions. Après son entrée
dans le pédicule, le faisceau des fibres ce la substance propre
de la cornée se transforme en un tissu conjonctif habituellement plus lâche. Sur les préparations, il est facile de voir que,
avec les vaisseaux, ne pénètre qu'une très petite quantité de
tissu conjonctif ; l'origine principale de ce dernier est formée
par le faisceau susdit de la substance propre. En effet, le tissu
conjonctif forme avec les vaisseaux le stroma de la tumeur
et sépare ceux-ci en espaces de différentes grandeurs qui se
montrent clairement seulement dans les parties périphériques
de la tumeur. Dans la masse de la tumeur, les vaisseaux sanguins sont très minces : vaisseaux en formation ; des vaisseaux capillaires se trouvent en quantité abondante immédiatement sous l'épithélium de revêtement de la tumeur.

J'ai déjà fait remarquer que, dans quelques endroits, sur la
surface de la tumeur, au lieu de l'épithélium, furent trouvées
des concrétions sanguines. D'ailleurs, des épanchements de
sang se produisirent aussi dans la masse de la tumeur. La
substance intercellulaire se trouvait dans la tumeur en très
faible quantité; les cellules avaient une forme très différente :
dans la partie avoisinant le ruban clair, se présentaient de
petites cellules en forme de fuseaux, sarcomateuses, dont les
axes longitudinaux étaient dirigés perpendiculairement à la
surface de la cornée. Ces cellules composaient en même temps
la partie principale de toute la tumeur. Plus rares étaient les
cellules rondes, qui ne se distinguent en rien des corpuscules
blancs du sang. Elles étaient distribuées à côté des vaisseaux
sanguins, particulièrement à côté des vaisseaux fins ; de
plus, je les trouvai éparpillées entre les éléments de la tumeur
ainsi qu'au-dessous de l'épithélium de revêtement. Des vaisseaux sanguins se trouvaient presque exclusivement dans le
pédicule de la tumeur, puis, une fois entrés dans cette dernière, ils se partageaient en de nombreuses branches, qui
prenaient une disposition radiaire de la base à la périphérie.

Même distribution des mailles de vaisseaux capillaires. Quelques branchioles étaient distribuées à la partie périphérique de la tumeur.

Les rubans fins de tissu conjonctif se partageaient après avoir atteint la tumeur, de telle façon qu'ils rappelaient les fibres radiales de la rétine dans la limitante interne. Les fibres prennent à la périphérie une direction plus parallèle à la surface de la tumeur. Les mailles de vaisseaux capillaires suivent aussi cette direction, comme aussi les cellules sarcomateuses en forme de fuseau.

Les vaisseaux capillaires prennent part à la constitution de la tumeur. A côté des parois des capillaires, se trouvaient des cellules rondes sur un ou deux rangs, et qui ne se distinguaient en rien des corpuscules blancs que l'on trouve dans la lumière des vaisseaux. En dehors ,étaient distribuées des cellules en forme de fuseaux, dont les axes longitudinaux étaient parallèles au diamètre longitudinal des mailles des capillaires. Entre les cellules rondes et celles à forme de fuseaux, on remarquait des formes de transition. A la périphérie de la tumeur, comme le diamètre longitudinal des mailles des capillaires suivait une direction parallèle à la surface de la tumeur, les rangées de cellules rondes et en forme de fuseaux suivaient la même direction.

Les cellules en forme de fuseaux ne paraissent pas partout pareilles. J'ai déjà dit que, dans le voisinage de la base de la tumeur, exclusivement, se présentent en petit nombre des cellules rondes lymphoïdes et, en plus grand nombre, des petites cellules en forme de fuseaux. On peut diviser la tumeur en trois couches : une interne, une moyenne, une externe. Dans les deux premières, nous trouvons la même structure qu'à la base de la tumeur. Dans la couche externe, l'aspect se modifie fortement : au voisinage immédiat des parois des vaisseaux capillaires, on trouve des cellules rondes qui ne se distinguent en rien des corpuscules blancs du sang ; en dehors de celles-ci, des petites cellules en forme de fuseaux viennent en plus petit nombre; c'est pourquoi elles apparaissent comme de grandes cellules. Ces cellules possèdent une double forme. Plus nombreuses sont les grosses cellules en forme de fuseaux ; leur substance est finement granuleuse, le noyau finement granuleux ; il n'est pas nettement limité et occupe toute l'épaisseur de la cellule. La longueur de ces cellules est presque neuf fois plus grande que celle des fines cellules en forme de fuseaux. Beaucoup plus rares sont les grosses cellules rondes, qui se distinguent, d'ailleurs, des cellules en fuseaux seulement par l'absence des prolongements. Les grosses cellules de la couche externe forment des groupes se composant de dix à plusieurs cellules et sont disposées comme de petits îlots dans le tissu, qui ne se distingue en rien du tissu des couches moyenne et externe de la tumeur.

Comment donc est formée la tumeur ? De l'avis des pathologistes actuels les éléments de la tumeur viennent de la multiplication des cellules antérieurement existantes. Dans ces cellules, deux noyaux ont été trouvés, et ce fait est considéré comme une preuve suffisante de la division de la cellule. Comme plus tard, les observations de divisions cellulaires ont montré qu'elle se fait suivant une division indirecte, le fait d'avoir trouvé deux noyaux dans les cellules ou un noyau en forme de biscuit perdit sa valeur primitive. Dans notre cas, nous n'aurions pas pu une seule fois espérer une telle disposition. Non seulement dans les cellules lymphoïdes, mais aussi dans les petites en forme de fuseaux, et même dans les grosses, nous trouvâmes presque toujours sans exception un seul noyau. Nous ne possédâmes pas une seule fois, en faveur de la division cellulaire, un fait aussi peu démonstratif que l'existence de deux noyaux dans beaucoup d'éléments. Nous avons vu plus loin que, dans l'étendue du segment vasculaire, il entrait de la conjonctive bulbaire dans la tumeur très peu d'éléments du tissu conjonctif, qui étaient les seuls à montrer quelques signes d'hyperplasie. On peut dire tout cela de ces éléments, qui pénétraient dans la tumeur comme dans les couches antérieures de la substance propre de la cornée.

D'ailleurs, comme nous l'avons déjà dit, ces différents éléments ont une faible importance ; ils forment seulement le stroma de la tumeur, le reste étant principalement formé par les vaisseaux. Si les éléments de la tumeur devaient être formés seulement par ces éléments, nous aurions dû trouver, dans ce cas, les signes d'hyperplasie, ce que nous n'avons pas remarqué. D'un autre côté, nous avons vu que les vaisseaux capillaires formaient une partie très importante de la tumeur. Autour de ces vaisseaux, les cellules lymphoïdes formaient des couches, en dehors desquelles étaient situées les cellules sarcomateuses. Les grosses cellules seulement formaient habituellement des groupes ; dans le reste de la tumeur, les cellules lymphoïdes et les petites cellules en forme de fuseaux et sarcomateuses étaient répandues les unes au-dessous des autres, bien que, comme il a été dit, les cellules lymphoïdes étaient **principalement** situées à côté des vaisseaux sanguins, formant autour d'eux des couches cellulaires. Je dois encore ajouter que nous trouvâmes, entre les cellules lymphoïdes et les cellules sarcomateuses, une quantité innombrable de formes de transition.

A l'invere des faits cités plus haut, je pense que les éléments de la tumeur se sont développés aux dépens des cellules lymphoïdes sorties des vaisseaux. A une conclusion analogue est arrivé, il y a quelques années, Schôbl, dans trois cas de néoformations, à savoir un sarcome de la paupière, un cancroïde de la paupière et un cancer mélanique de la cornée. Dans ce dernier cas, les éléments cellulaires typiques contenant des pigments étaient situés en tas dans le stroma conjonctif contenant des vaisseaux. Il ne pouvait y avoir aucun doute sur le caractère de la tumeur. Schôbl trouva une quantité de formes de passage des cellules lymphoïdes sorties des vaisseaux aux cellules cancéreuses typiques. On ne pouvait donner aucune autre origine à la formation des cellules puisque la néoformation se trouvait sous l'épithélium de la cornée et la membrane de Bowmann. Par conséquent, l'épithélium de la cornée ne pouvait servir à former les éléments épithéliaux.

J. B.

4

CONCLUSIONS

I. La connaissance des observations de botryomycomes des doigts et de la main publiées par MM. Poncet
et L. Dor, nous a donné une conception nouvelle de certaines tumeurs fibreuses, vasculaires et pédiculées de
la cornée.

II. En présence d'un cas, que nous avons eu l'occasion
d'observer, et dans lequel il était survenu, à la suite
d'un traumatisme, un bourgeon vasculaire pédiculé et
étalé au devant de la cornée, M. L. Dor, écartant l'idée
d'une tumeur sarcomateuse, à laquelle on aurait pu penser en raison de la rapidité de l'évolution, écartant l'idée
d'un pannus de la cornée, vu l'absence de toute lésion
concomitante du côté de la conjonctive, fit le diagnostic
de botryomycome et pratiqua à son malade, devant nous,
des injections interstitielles de bleu de méthylène dans
le bourgeon, en partant de cette idée que le tissu devait
être composé de lymphocytes particulièrement sensibles
à la coloration par ce réactif. L'examen histologique
d'un fragment excisé vérifia le diagnostic.

III. La tumeur rétrocéda, et la cornée reprit un aspect

presque normal. Il est probable qu'un grand nombre de malades, auxquels on a prêté des sarcomes ou des fibromes vasculaires de la cornée, avaient également des botryomycomes, et qu'au lieu de les traiter par l'énucléation ou l'ablation de la tumeur, il aurait suffi de faire dans la néoplasie elle-même une ou plusieurs injections interstitielles de bleu de méthylène à 1/500.

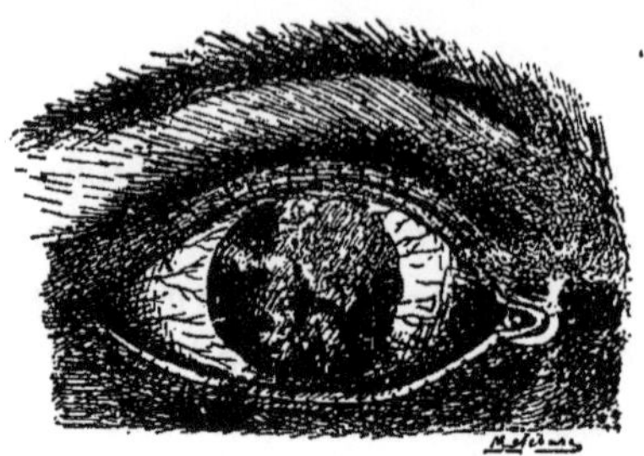

(Au moment où le malade s'est présenté à la clinique
de M. le Dr L. Dor).

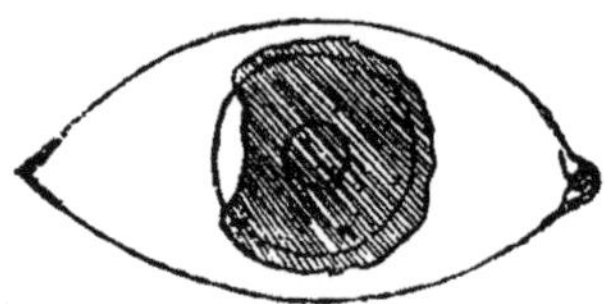

Fig. 2. — Rapports exacts du botryomycome avec la cornée

(Ce dessin du botryomycome, tel qu'il était quelques jours après
l'entrée du malade, et avant la 1re injection interstitielle de
bleu de méthylène, montre que la néoproduction a évolué très
rapidement, qu'elle a envahi une plus grande partie de la cornée, et que, de par la présence des deux cornes externes, l'une
supérieure, l'autre inférieure, elle avait tendance à envahir la
cornée tout entière.)

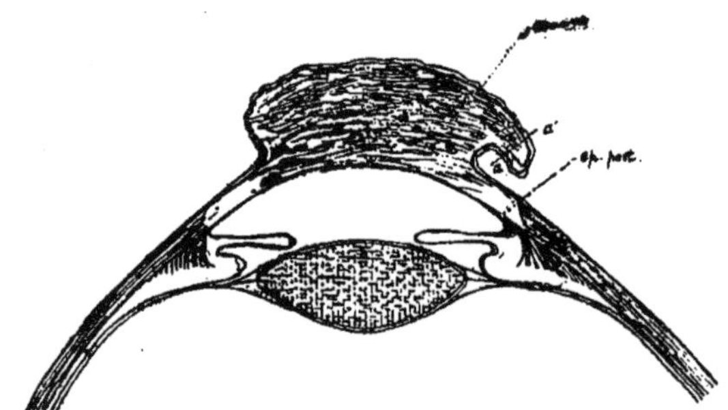

Fig. 3. — Coupe horizontale antéro-postérieure (schématique
du segment antérieur de l'œil).

(Destinée à montrer que le botryomycome, recouvert partout par
l'épithélium antérieur, est nettement pédiculé.)
aa' : Portion excisée, pour en faire un examen microscopique (v. fig. 4.)

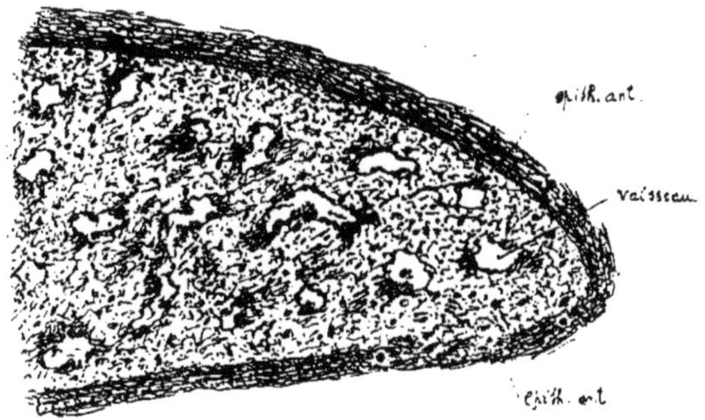

Fig. 4. — *Aspect microscopique du botryomycome.*

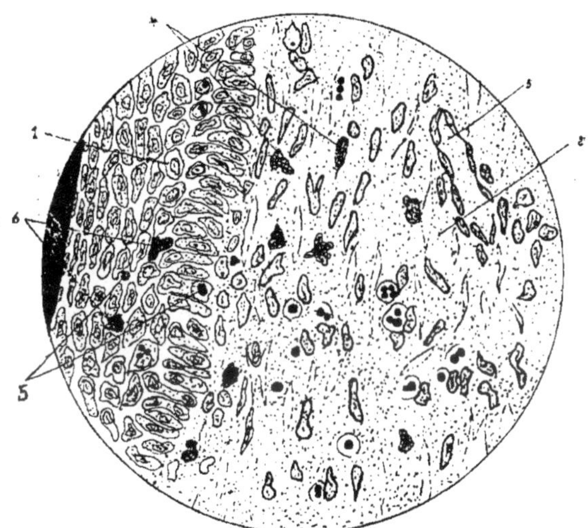

Fig. 5. — (Empruntée au mémoire de Reishaus, *Beitrage für Augenh.*, Hft, 31, 1899).

Cette figure d'une coupe de fibrome ancien de la cornée nous montre de grosses boules (5) qui ont intrigué l'auteur, et qui, pour nous, ne sont autres que des grains botryomycosiques, naissant dans les cellules et venant former au centre de la coupe de petits amas mûriformes.

1. Epithélium. — 2. Substance fondamentale de la cornée. — 3. Vaisseau sanguin. — 4. Mastzellen. — 5. Levures (?) ou Protozoaires (?). — 6. Cellules migratrices (Wanderzellen).

BIBLIOGRAPHIE

———

ABADIE, Une observation de botryomycose (Société des sciences médicales de Montpellier, 23 janvier 1904).

ADLER, Fibromes de la cornée (Société Impériale de Vienne, avril 1891 et 1892).

ANDRÉ et CHAVANNAZ, Un cas de botryomycose humaine (Journal de médecine de Bordeaux, 1902, t. XXXII, p. 517 à 519).

BALL, Botryomycose animale et botryomycose humaine (Journal de médecine vétérinaire et de zootechnie, 30 novembre 1904).

BARELLA, De l'actinomycose et la botryomycose chez l'homme (Mouvement hygiénique, 1898, p. 289, 299).

BENSON, Fibrome de la cornée (Trans. opht. Society U. Kingdom. Lond., 1889-90).

BÉRARD, Examen anatomo-pathologique d'un botryomycome de la paume de la main (Lyon médical, 6 février 1898).

BICHAT, De la botryomycose humaine (Archives de médecine, 2 février 1904).

BLASKOVICS (F.), Die Geschwulste der Cornea (Pest. med. Chir. Presse, Budapest, 1897, XXXIII, p. 454-456).

BODIN, Sur la botryomycose humaine (Annales de dermatologie, avril 1902, p. 289).

BOSC et ABADIE, Y a-t-il un botryomycome ? (Presse médicale, n° 45, 6 juin 1903).

BRAULT, Bull. Soc. Chirurgie, juin 1901, p. 729 et 827.

Brault (J.), Deux cas de botryomycose observés à Alger (Archives de parasitologie, 1901, t. IV, p. 589 et 597).

Busquet et Crépin, Sur un cas de frambœsia observé à Alger et qui paraît déterminé par un staphylocoque (Archives de parasitologie, 20 mai 1901).

Carrière et Potel, Le botryomycome (Presse médicale, n° 40, 17 mai 1902).

Chambon, De la botryomycose humaine (thèse de Lyon, 1897).

Christowitsch, Fibrome de la cornée (Rec. d'opht. de Paris, 1889, 3 s., XI, 645).

Damiens, Contribution à l'étude de la botryomycose (thèse de Lille, 1902).

Delore, Botryomycose humaine (Soc. nat. de méd. de Lyon, 26 juin 1899).

— Note sur un botryomycome (Gaz. hebd., 7 septembre 1889, p. 853).

— Botryomycose (Gaz. Hôpit., 12 juin 1900, p. 1375).

— Botryomycose (Gaz. Hôpit., 28 octobre 1902, p. 1197, et Congrès de chirurgie, 1902).

Delore et Gauthier, Botryomycome de la face palmaire du petit doigt (Gaz. des Hôpitaux, 8 novembre 1900).

Dor, Sur la botryomycose (Lyon médical, 1898, p. 89).

— Anatomie pathologique du champignon de castration (Journal de médecine vétérinaire de Lyon, novembre 1898).

— Anatomie pathologique comparée de la botryomycose humaine et équine (Congrès de chirurgie, 1898).

— Un cas de botryomycose du bœuf (Société de médecine de Lyon. — Lyon médical, 19 juillet 1903).

— Sur la botryomycose (Congrès de Chirurgie, 1903).

Drouet, De la botryomycose (thèse de Montpellier, 1902).

Falchi, Fibrome de la cornée (Ann. di ottamologia, Pavia, 1885-86, XIV, 36-43).

Ferrand (Jean), Une observation de botryomycose du doigt (Gazette des hôpitaux, 17 novembre, p. 1313).

Forgue, Société des Sciences médicales de Montpellier, 30 juin 1903.

GAHINET (Yves), Les tumeurs botryomycosiques chez le cheval et chez l'homme (thèse Paris, 1902).

GALLENGA, Fibrome de la cornée (Archivio di ottalmologia, vol. III, 1896).

GAYET, Dictionnaire encyclopédique, article *Cornée*.

GUAITA, Fibrome de la cornée (Annali di ottalmologia, 1879).

JABOULAY, Les bourgeons charnus exubérants (Province médicale, 1899, p. 553).

KALT, Tumeurs épithéliales de la cornée (Archives d'ophtalmologie, 1900).

LAGRANGE, Traité des tumeurs de l'œil.

LAGRIFFOUL, Sur l'agent pathogène de la botryomycose (Société des Sciences médicales de Montpellier, 30 janvier 1903)

LAURENÇON, Botryomycose (Lyon médical, t. LXXXVIII, 1898, p. 369).

LE BERRE, Contribution à l'étude de la botryomycose (thèse de Paris, 1904).

LEGRAIN, Botryomycose (Archives de parasitologie, janvier 1898, p. 164, et Lyon médical, 22 mai 1898, p. 135).

LEGROUX, La botryomycose (thèse de Paris, 1904).

LENORMANT, Un cas de botryomycose (Gazette hebdomadaire, 21 février 1900).

MAHAR, Un cas de botryomycose (Société anatomique, novembre 1903).

MOURIQUAND, Un cas de botryomycose (Société des Sciences médicales de Lyon, 19 novembre 1902 ; Lyon médical, 1902).

PAGENSTECHER, Atlas d'ophtalmologie, fig. 12. Granulome de la cornée.

PANAS, Traité des maladies des yeux.

— Contribution à l'étude de la tuberculose primitive de la cornée (thèse de Paris, 1887).

PICQUÉ, Note sur deux tumeurs présentant l'apparence de la botryomycose humaine (Société de chirurgie, 18 février 1903, Buletin, p. 234).

Piollet, Botryomycose de l'index (Société de médecine de
    Lyon, 23 juin 1902).

Poncet, Deux nouvelles observations de botryomycose hu-
    maine (Congrès de Chirurgie, Paris, octobre 1902 ;
    Société de médecin de Lyon, 22 juin 1903).

Poncet et Bérard, Traité de l'actinomycose, Paris, 1898. —
    Pseudo-actinomycose. Botryomycose, p. 348).

Poncet et Dor, Botryomycose humaine (Congrès de chirurgie,
    Paris, 1897. — Lyon médical, 24 octobre 1897, 30 jan-
    vier et 6 février 1898).

    — La botryomycose (Archives générales de médecine, fé-
    vrier et mars 1900).

Rafin, Botryomycose de la main (Société des Sciences de
    Lyon, juin 1898).

Rahlmann, Ueber die àtiologischen Beziehungen zwischen
    Pannus und trachom. (Arch. f. ophtalm., Berlin, 1887,
    XXXIII).

Reishauss, Beitrage zür Augenheil, Hft 31, 1899.

Reverdin et Julliard, Un cas de botryomycose humaine
    (Revue médicale de la Suisse romande, novembre
    1900). Analyse in Presse médicale, 18 mai 1901, n° 40,
    p. 235.

Roger, In Traité de médecine de Bouchard, Paris, 1898, t. I.

Rogman, Contribution à l'étude des tumeurs épibulbaires (So-
    ciété belge d'ophtalmologie, 25 novembre 1900).

Rumschewitsch, Un cas de sarcome de la cornée (Archiv. für
    Augenheilkunde, 1891.

Saubrazès et Laubie, Lésion framboisiforme de la région fron-
    tale simulant le plan des pays chauds et la botryomy-
    cose (Archives de parasitologie, 1898, p. 410).

    — Non-spécificité de la botryomycose (Archives générales
    de médecine, 1899, p. 513).

Savariaud et Deguy, Botryomycose (Bulletin de la Société ana
    tomique, 1901, p. 282).

    — La botryomycose (Gazette des hôpitaux, 1902, p. 1129).

    — A própos de la botryomycose, Réponse à M. Delore

(Gazette des hôpitaux, 1902, p. 1245. — Société anatomique, avril 1902).

Savariaud et Deguy, La botryomycose (Revue française de médecine et de chirurgie, 5 janvier 1903).

— Deux nouveaux cas de botryomycose (Congrès de chirurgie, 1903).

Scott et Story, Corneal fibroma ? Opht. (Rev. Lond., 1888, VII, p. 214, 218).

Silex, Narbenfibrom der Cornea (Klinisch Monatsblätter für Augenheilkunde, août 1888, p. 321).

Simon, Ein Fall von Cornealen Neubildung (Centralblatt für praktische Augenheilkunde, Leipzig, 1892, XVI, p. 192-203).

Soubeyran, Une observation de botryomycose (Société anatomique, novembre 1903).

Spick, Spécificité de la botyromycose (thèse de Lyon, 1899).

Spourgitis, La botryomycose humaine (Archives provinciales de médecine, 1er août 1900 et thèse de Paris).

Szokalsky, Hyperplasie de la cornée (Annales d'oculistique, t. LIV, p. 209).

Terrier, A propos de la botryomycose (Société de chirurgie, 4 mars 1903, p. 285).

Thiery, Botryomycose humaine (Société de chirurgie, 23 février 1902. — Gazette des hôpitaux, 1902, p. 240).

Verdelet, Tumeur de la main rappelant la botryomycose humaine (Journal des maladies cutanées et syphilitiques, t. XII, 1900, p. 18).

Zirm, Eine eigenthümliche oberflächliche Neubildung der Cornea (Arch. für Ophtalmol., 1891, XXXVII, 3 p. 253).

TABLE DES MATIÈRES

Lyon. — Imp· A. REY 4, rue Gentil. — 37927

www.ingramcontent.com/pod-product-compliance
Ingram Content Group UK Ltd.
Pitfield, Milton Keynes, MK11 3LW, UK
UKHW021455090726
13657UKWH00003B/1365